CURES MAGNÉTIQUES.

CURES MAGNÉTIQUES,

FOULURES, ENTORSES, CONTUSIONS, FIÈVRE,

PARALYSIES,

EFFORTS, ÉTOURDISSEMENS, TRANSPIRATION ARRÊTÉE, SURDITÉ,

BRULURE,

NÉVRALGIES, RHUMATISME,

suivis du

MAGNÉTISME

à l'usage des familles,

par HENRI WIART,

Membre de la Société Magnétique de Paris.

Il n'est point un seul de ces faits que
le premier venu ne puisse vérifier.

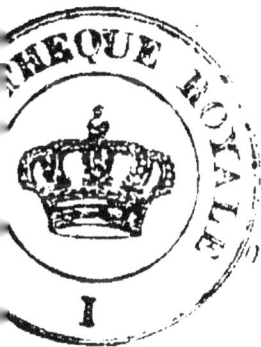

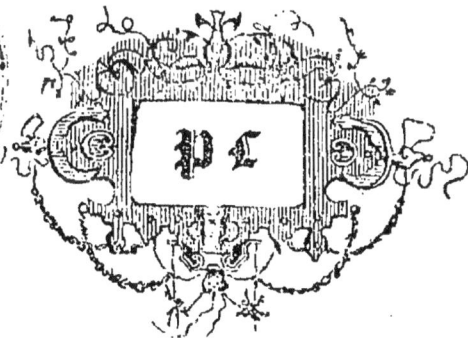

CAMBRAI,
Imp. de P. Levêque.

1843.

Voulez - vous connaitre l'efficacité d'un remède ? appliquez-le.

C'est ce que j'ai fait à propos du Magnétisme.

Les résultats de mes expériences, les voici.

1

M. Riquouart, d'Arleux, est assis dans la grande salle de son auberge, la jambe gauche horizontalement étendue sur une chaise. Une *foulure* (*) le condamne depuis quatre jours à cette attitude. Je ne lui parle pas de magnétisme, je ne lui annonce pas que je vais le guérir, mais sous prétexte de lui indiquer une certaine façon de frictionner, j'exécute quelques passes au-dessus de son pied qu'enveloppent d'énormes cataplasmes. — Tiens ! vous me soulagez, s'écrie-t-il, ouvrant de grands yeux étonnés. » Onze minutes s'écou-

---

(*) Je dis une *foulure*, bien que M. Riquouart prétendit qu'il eût une *entorse ;* mais comme la douleur ne se fit sentir que plusieurs heures après l'accident, comme cette douleur était lourde, plombante, il est probable qu'il n'y avait que *foulure*.

lent. M. Riquouart déclare qu'il ne souffre plus. Il rejette ses cataplasmes, se lève, essaie craintivement de faire un pas, et le voilà qui marche rapidement à travers la chambre.

(Voir dans la *Gazette de Cambrai* du 24 juin, le rapport de M. Cléomède Evrard à la Société d'Emulation, rapport qui constate ce fait.)

2

Madame Demon, de la Neuville, avait fréquemment le cauchemar. Une nuit qu'elle était poursuivie par ses fantastiques visions, elle se précipite à bas de son lit, et à l'instant même il lui devient impossible de mouvoir son poignet violemment heurté dans la chute. Voulez-vous savoir ce que ressentait cette femme, chez qui des causes inconnues semblaient d'ailleurs avoir anéanti l'énergie physique qui brave la souffrance? à peine arrivée chez moi, les forces lui manquèrent et elle fut saisie d'une sorte d'évanouissement. La première magnétisation amena un soulagement très marqué. A la seconde, plus de douleurs.

3

La *Gazette de Cambrai*, dans son numéro du trente octobre, s'exprime ainsi :

« Riez tant qu'il vous plaira, lecteurs, nous ne vous en dirons pas moins ce que nous avons vu, dussions-nous irriter contre nous jusqu'au dernier membre de la docte faculté. Ce matin encore, le nommé Louis Copin, du faubourg de Paris, souffrait horriblement d'une foulure au pied gauche. Il lui était impossible de poser le pied à terre tant les douleurs étaient violentes. Il se fait hisser sur un cheval et se rend chez M. W.... Trois quarts-d'heure ont suffi pour lui enlever toute douleur, et nous l'avons vu aller, venir, sans éprouver, à ce qu'il nous a dit du moins, le plus léger malaise. La cure est-elle complète ? c'est ce que nous ignorons. Nous vous le dirons un autre jour.

La cure était complète.

(Voir chez Madame Giard le certificat du

sieur Copin, plus le certificat de M. Danquigny, conseiller municipal.)

4

Une voiture s'arrête devant ma porte. On en descend, non sans peine, Mlle D......, incapable de se soutenir. Je la fais entrer, cahin, caha. Elle me montre son pied vivement enflammé, et m'informe que le médecin de sa commune déclare qu'il y a foulure. Comme on ne cessait de répéter, en haussant les épaules, que j'*acceptais bonifacement pour foulures d'autres accidens fort légers;* quelle bonne occasion c'était pour moi de répondre à ces malveillantes accusations! je tenais une foulure avérée par un médecin (*). Je ma-

---

(*) Ne semblerait-il pas que les signes diagnostiques de ces sortes d'accidens soient bien difficiles à reconnaître? quels sont-ils? la souffrance, que le malade indique mieux que personne; le gonflement de la partie endolorie, et l'effusion du sang dans le tissu cellulaire. Or, faut-il être médecin pour voir qu'un membre est gonflé et que ses chairs sont devenues bleuâtres.

gnétisais donc, et avec quelle ardeur ! je jetais le fluide à pleines mains. Une heure s'écoule, heure d'espérance et d'inquiétude pour Mlle D...... comme pour moi. Elle essaie de marcher.

— Maintenant, dit-elle, je retournerai facilement *chez nous* sans voiture.

Il s'agissait d'un petit voyage de deux lieues.

La foulure avait-elle complètement disparu ? peut-être ! mais un exercice exagéré ramena la douleur le lendemain. La douleur ramena Mlle D...... et la magnétisation fut comme la veille couronnée de succès, mais d'un succès définitif, cette fois (*).

(Voir, chez Madame Giard, le procès-verbal authentique de M. le maire de M....... qui accompagnait la malade.)

(*) La guérison de cette foulure, reconnue par un médecin, ne parut pas plus concluante que celles qui précèdent. — Un médecin de campagne, s'écrièrent fraternellement certains de ses collégues. J'avoue humblement que j'ignore ce qui distingue ces messieurs des champs de ces messieurs des villes. N'ont-ils point, pour conquérir leur brevet, traversé les mêmes épreuves ?

5

J'extrais de la *Gazette de Cambrai*, nº du 26 octobre, l'article suivant :

« Avant-hier, le nommé François Giraudon, déchargeur à la Neuville, s'est présenté dans nos bureaux. La veille, en déchargeant un tombereau de charbon de terre, il s'était fortement foulé le poignet. La douleur qu'il éprouvait était tellement aigüe qu'il ne pouvait même *tenir sa pipe*, ce sont ses expressions. Après une séance de deux heures, non seulement la douleur avait disparu, mais encore il pouvait se livrer à tous les travaux de sa profession. En effet, hier, toute sa journée a été consacrée à peller du charbon et à charger des paniers sur l'épaule. Nous l'avons vu, nous lui avons parlé, et il nous a affirmé qu'il n'avait éprouvé aucune douleur depuis qu'il a été soumis à l'action magnétique.

6

M. Boulanger, cultivateur au faubourg de

Paris, entend tout-à-coup un grand fracas dans sa maison. Il accourt et trouve sa femme gisante sur le carreau. Elle venait de cheoir par une trappe ouverte au premier étage et ne pouvait se relever. Voilà que deux jours se passent, et la douleur qu'elle ressent encore au pied ne lui permet pas de se mettre debout. Quelle circonstance amena près d'elle un parent de Mlle D...... que j'avais récemment guérie? je l'ignore. Toujours est-il que j'entrai tout d'un coup dans la confiance de Madame Boulanger, et que, bon gré, mal gré, son mari dût la jucher sur une charette et la transporter immédiatement chez moi.

Après un traitement d'une heure et demie, presque complètement à distance, Madame Boulanger déclare, devant son mari stupéfait de ce résultat inespéré (il l'avoue franchement), qu'elle peut maintenant retourner chez elle à pied.

Le lendemain, qui m'apporta le certificat de cette cure? Madame Boulanger elle-même? En voiture? non pas. Et certes vous n'eussiez point deviné, en la voyant marcher droit et avec assurance, l'accident dont elle avait été frappée.

(Voir ce certificat chez Madame Giard.)

7

J'étais las d'échafauder des preuves, que le scepticisme (c'est le mot poli) ne cessait de faire écrouler par ce mot — il n'y avait pas foulure — lorsque le sieur Petry, de la Neuville, la main en écharpe, vint réclamer mes soins. — Je ne sais pas guérir, dis-je en tournant le dos; car je commençais à trouver ridicule le sacrifice de mon temps pour ne récolter que l'épigramme et la calomnie. Malheur à ceux qui ne reculent point devant ce sacrilége, étouffer la vérité! Malheur à ceux qui ne reculent point devant le crime d'éveiller chez une ame jeune le remords d'une bonne action. Le souffle ironique, je l'avoue à ma honte, desséchait en moi la charité comme il dessèche toutes les choses saintes. Cependant, lorsque je vis le sieur Petry redoubler d'instances et de

supplications, m'exposant qu'il était le sou-
tien d'une famille nombreuse, je me repro-
chai, pécheur peu endurci encore, de l'aban-
donner en sa détresse. — Eh bien! m'écriai-je,
conciliant à la fois les intérêts de la vérité et
ceux de ce malheureux : — prenez un témoin, allez consulter M. Debeaumont sur
votre mal, puis vous viendrez me retrou-
ver.

M. Debeaumont, ex-président de la Société
d'Emulation et médecin, était un de ces
hommes qui, accueillant avec une charitable
indifférence un moyen de soulager leurs
frères, refusaient franchement de s'enche-
vêtrer dans l'examen des faits.

Voyez-vous nos deux hommes se présenter
chez M. Debeaumont ?

— C'est une foulure, dit-il sans hésiter.

— Bah! répond notre malade d'un air de
doute et composant une longue mine piteuse.
Est-ce que vous croyez vraîment que c'est
une foulure ?

— Je n'en doute pas.

— Et j'en aurai pour long-temps sans
travailler ?

— Hum ! hum ! Vous en avez pour un bon espace.

Deux jours après, le magnétisme avait l'impertinence de donner à M. Debeaumont un éclatant démenti, et M. le rédacteur de la *Gazette*, après avoir fait soulever des fardeaux au sieur Petry pour s'assurer de la guérison complète de sa foulure, annonçait à ses abonnés que ce malade *qui en avait pour un bon espace sans travailler*, allait reprendre le lendemain ses occupations habituelles (*).

(Voir la *Gazette de Cambrai*, du 7 novembre.)

(*) Cette cure ne parut pas encore concluante. On usa envers M. Debeaumont du procédé peu charitable dont il avait lui-même gratifié les autres. On l'accusa de s'être trompé. Le spectacle de ces hommes qui tour-à-tour se sacrifiaient impitoyablement à l'infaillibilité de leur science eût pu paraître bouffon, si cette réflexion n'en fut point nécessairement ressortie : « Lorsque ces messieurs se trompent si souvent à propos des maux que leurs yeux peuvent voir et que leurs mains peuvent toucher, qu'en doit-il être à propos de ces maladies internes, compliquées, et qui échappent pour ainsi dire à l'examen des sens ?

8

La semaine suivante, le même journal rapportait le fait suivant :

« Lundi dernier, J.-B. Vaval, ouvrier chez M. Ledoux à la Neuville, renversé de son cheval, reçoit un coup de pied violent d'où résultaient des douleurs qui lui permettaient à peine de marcher, quoiqu'aidé d'un bâton. Il se traîne chez M. W.... Au bout d'une demi-heure, sans que M. W.... ait touché en aucune manière la partie blessée, les douleurs disparaissent, et le sieur Vaval, enchanté et surpris de sa prompte guérison, vient nous faire part de ce qui s'était passé. Sa jambe était encore enflée, les marques de sa blessure parfaitement visibles, mais de douleurs, point. Il ne s'agit plus de massage, de frictions. Comment s'expliquer ce fait ? »

Ces derniers mots s'adressaient à un docteur anonyme dont la déclaration venait d'éclater comme une bombe au milieu des

négations persistantes de ses confrères. —
Guérir une foulure spontanément est chose
impossible, s'écriaient ceux-ci. — C'est chose
fort facile, dit celui-là. Il suffit pour cela de
masser, comme fait M. W.... Ce procédé est
depuis fort long-temps connu en médecine.
— Voilà la guerre civile dans le camp médical. La comédie des négations commençait
à devenir ennuyeuse, le docteur anonyme
sauva la pièce par une excellente bouffon-
nerie. — Mais puisque vous connaissez le
moyen de nous guérir en un jour, pourquoi
nous traînez-vous, en de tels accidens, durant six semaines ? demanda indiscrètement
M. le rédacteur de la *Gazette*. — Le docteur
anonyme ne répondit pas. De mon côté, je
lui proposai de faire ensemble l'épreuve de
notre double procédé. — Il s'empressa d'ac-
cepter cette épreuve, dites-vous, cette épreuve
qui devait infailliblement tourner à ma con-
fusion ? — Vous vous trompez, naïf lecteur;
le docteur anonyme refusa héroïquement (*).

(*) Il est à remarquer que de deux médecins qui m'ont
attaqué, l'un à Valenciennes, l'autre à Cambrai, pas un

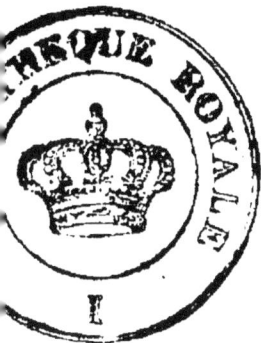

9

Le magnétisme ne réussit pas moins fréquemment, ne produit pas des effets moins prompts, dans les cas de *contusions* que dans les cas de *foulures*. Madame C.... roule du haut d'un escalier jusques en bas. Ses jambes, ses reins, ses bras sont tellement endoloris qu'elle ne se meut plus qu'avec peine d'un bout de sa chambre à l'autre. Une heure de magnétisation déplace toutes les douleurs ; Madame C.... les sent s'échapper l'une après l'autre par les extrémités, et fait immédiatement, pure fantaisie, une promenade d'une demi-heure environ.

(Voir chez Madame Giard le rapport de M. Evrard à la Société d'Emulation. Le nom dont je n'ai donné ici que l'initiale y sera également communiqué.)

---

ne l'a fait sans s'abriter de l'anonyme. Ces messieurs sont donc bien sûrs de la bonté de leur cause, qu'ils n'osent la défendre qu'après s'être ainsi plastronnés !

10

M. Danhiez, serrurier, rue de l'Arbre-à-
Poires, à Cambrai, avait eu le cou frappé
d'une botte de foin jetée d'un second étage.
Les soins qu'un docteur prodiguait depuis deux
mois et quatre applications de sangsues n'a-
vaient amené qu'une amélioration très légère.
M. Danhiez ne croyait point au magnétisme
et ne se montrait guère disposé à en recueillir
les bénéfices, lorsqu'un de ses amis triomphe
cependant de sa volonté flottante et me
l'amène maîtrisant difficilement ses sourires ;
mais le sérieux ne tarda pas à le gagner,
car la douleur se répandait du cou dans les
épaules, et traversant les bras, puis les
mains, disparaissait complètement à la troisième magnétisation.

(Voir le rapport de M. Evrard à la Société
d'Emulation, séance de mai).

11

Le sieur Percale, journalier à la Neuville,

roulait un engrenage en fer, lorsque l'engrenage se renverse tout-à-coup, l'atteint au coude-pied et y fait une plaie large et profonde. Voulez-vous avoir une idée de la gravité de l'accident? songez que le poids de l'engrenage, qu'il faudrait, pour arriver à une appréciation exacte, multiplier encore par le mouvement qui lui était imprimé, ne s'élevait pas à moins de cent cinquante kilogrammes. Le malheureux ouvrier, transporté dans une maison voisine, y gémissait sur un grabat depuis cinq heures, lorsque deux hommes me l'amenèrent, sautant en grimaçant sur un pied.

Je magnétise, *à distance*, pendant quatre minutes.

— La douleur n'est plus au même endroit, dit-il; elle est maintenant près des doigts.

Trois minutes s'écoulent encore.

— Je ne souffre plus.

Et en disant ces mots, le sieur Percale se leva et alla se remettre à son travail, qu'il n'abandonna plus malgré quelques légères douleurs qui le harcelèrent encore le soir et le lendemain, mais que trois ou quatre passes magnétiques enlevaient facilement (*).

12

M. Denis, journalier à Ste-Olle, accourt chez moi, effaré. Il frissonne si violemment de tout le corps que ses mains agitées décrivent un arc de plus d'un pied. Ses yeux sont larges et fixes, ses dents claquent, ses cheveux se dressent sur sa tête, la fièvre a répandu sur son visage l'embrasement de ses teintes violacées. C'est un homme de trente-cinq ans, habitué à de rudes labeurs, et la douleur lui arrache des larmes qui ruissèlent sur ses joues. Croyez-vous que j'exagère ? consultez là-dessus M. Bocquet, rue de Selles, et une de ses parentes qui se trouvaient chez moi à l'instant où se présenta le sieur Denis.

(*) Ce fait se passait en 1838. Ce n'est donc point par un entraînement irréfléchi, comme certaines personnes voudraient le faire croire, que je prêche aujourd'hui le magnétisme.

Une fièvre intermittente le consumait depuis douze jours ; je lui avais recommandé d'accourir dès que les premiers symptômes d'un accès se déclareraient.

Je lui fais une ceinture de mon bras gauche ; de la main droite, je couvre son front, et nous voilà frissonnant ensemble.

Qui oserait railler un magnétiseur, dans ces instants d'étreinte douloureuse, où luttant corps à corps avec le mal, il le partage véritablement afin de le dompter ?

Le malade est devenu calme. En combien de temps le magnétisme l'a-t-il arraché à sa fièvre dévorante ? en vingt minutes.

Les accès avaient toujours duré neuf ou dix heures.

Maintenant il ne reste au sieur Denis que cette prostration qui se traîne sans cesse à la suite des crises fiévreuses.

J'ai cité les deux personnes que le hasard rendit témoins de ce fait. Depuis, MM. Cambray, docteur ; Evrard, secrétaire de la Société d'Emulation (sciences physiques) ; Daunier, président actuel de cette Société ; et Leroy-Leroy, ont interrogé cet homme sur sa guérison. Il leur a rapporté fidèlement tous les détails que j'indique, ajoutant que depuis cette époque la fièvre ne s'est plus fait sentir et que toutes ses douleurs se sont évanouies.

13

Madame Marie-Josephe Gauthier, de Thun-Lévêque, eût, en 1841, le bras droit frappé de paralysie, et ne put désormais le déplacer qu'à l'aide de la main gauche, ce qui n'avait même pas lieu sans de lancinantes douleurs. Maintenant les articulations de l'autre bras, les vertèbres lombaires et les jambes sont également menacés par la maladie envahissante. Si je ne la fais rebrousser, je l'arrêterai à coup sûr, et ce sera déjà quelque chose. Je me mets donc à magnétiser.

Une paralysie générale (et si celle-ci ne l'était point encore, elle en offrait tous les pronostics) résulte d'une altération du cerveau et du prolongement rachidien. En cette circonstance, il était indispensable d'appliquer le traitement à tout l'organisme. Je pensais aussi que l'état somnambulique soumettrait peut-être le malade à ma volonté et qu'alors il me suffirait de *commander* pour que le bras fut guéri. M. Montius, à Bruxelles, a récemment obtenu un résultat éclatant de cette nature (*).

Tout-à-coup, Madame Gauthier ferme les yeux, ses narines se dilatent, ses traits se contractent. Une crise se déclarait, crise que de grandes passes arrêtèrent promptement, mais qui m'étonnait beaucoup, car je ne néglige aucun moyen de calmer les nerfs. Plus tard, la malade m'apprit que je n'avais fait que réveiller chez elle une affection ancienne, l'épilepsie.

(*) Ces phénomènes, qu'au premier abord les esprits superficiels sont tentés de repousser comme impossibles, résultent de l'état d'obéissance où tombent certains somnambules. Ce que veut alors le magnétiseur, les somnambules l'exécutent nécessairement. (*Des faits extra.-naturels*, philosophie de M. de Lamennais, vol. 2.) Or, l'état d'obéissance nécessaire une fois admis, qu'y a-t-il d'étrange à voir le somnambule mouvoir son bras paralysé, lorsque le magnétiseur a dit : — Je le veux ?

Il m'est parfaitement démontré que certaines personnes affectées de maladies nerveuses peuvent de même, sans que le somnambulisme ait été provoqué, tomber sous la

Ces accès se renouvelèrent jusqu'à la troisième séance. Alors je dis à la malade : — Levez le bras ! — Et le bras fit un mouvement de quatre ou cinq pouces.

A la quatrième séance, elle put poser la main sur la tête.

Cette brave femme était dans un ravissemeut difficile à peindre, et certes je lui dois une des émotions les plus vives que j'aie ressenties de ma vie. Je l'avais laissée seule pendant quelques minutes ; lorsque je ren-

---

dépendance du magnétiseur. L'attestation suivante justifie cette opinion :

« Je soussigné, déclare avoir été témoin du fait suivant :

» J'étais chez M. Wiart, lorsque la veuve S...... lui amena sa petite fille, qui ne pouvait lever la main plus haut que la poitrine, et qui ne pouvait s'en servir pour soulever le moindre poids. M. Wiart posa les mains sur l'épaule de cette enfant, et lui dit : — Mettez le bras sur la tête, je le veux. — Et elle le fit. Il lui donna un poids de deux livres et elle le tint à bras tendu pendant une minute environ, toutes choses qu'il lui était impossible de faire depuis long-temps à ce qu'a positivement affirmé sa mère.

» DE BARALLE. »

trai, je la vis agenouillée. Se retournant alors sur moi, et s'étonnant de mon étonnement :

— Vous m'avez rendu le travail, me dit-elle avec un sentiment profond ; je ne dépendrai plus des autres à présent ; n'est-il pas juste que je prie Dieu pour vous ?

De tels détails peuvent faire hausser les épaules à certaines personnes. Il en est d'autres qui se consolent des épigrammes, des calomnies et de toutes les tracasseries mesquines que soulèvent les intérêts froissés, avec une de ces bénédictions que murmure naïvement le pauvre dans la solitude de son cœur.

Depuis, l'état de Madame Gauthier s'est constamment amélioré. Elle peut aujourd'hui soulever un poids de huit ou dix kilogrammes, pétrir et enfourner son pain. Ainsi qu'il arrive presque toujours, le magnétisme l'a fait passer de son état maigre et chétif à un embonpoint très satisfaisant.

MM. Levêque, rédacteur de la *Gazette de Cambrai*; Thibaut, bibliothécaire; Daunier, président de la Société d'Emulation ; Evrard et Leroy-Leroy, membres de la même Société, et plus tard M. de Préserville, capitaine du génie, ont interrogé cette femme et l'ont vu mouvoir son bras jadis paralysé. Mais cette paralysie a-t-elle bien existé? demandez au médecin de Madame Gauthier, lequel ne cessait de répéter qu'il n'y avait rien à faire, et à tous les habitans de Thun-Lévêque.

14

La fille de M. Henri Pilez, charron à la Neuville, souffrait depuis trois ans d'un engorgement au genou ; deux médecins de Cambrai avaient été consultés par elle. Le premier prescrivit un vésicatoire, mais le remède parut pire que le mal. Le second ordonna les sangsues. Les sangsues appliquées, Mlle Pilez n'en boita pas moins fort ; son père vint alors me prier d'essayer de la guérir. Le succès que j'obtins en cette circonstance est l'un des plus prompts que j'aie jamais obtenus. Cinq minutes suffirent pour que cette jeune fille, qui était venue péniblement chez moi en s'appuyant sur un bâton, put retourner chez elle en courant.

Deux jours auparavant, elle s'était brûlée

aux deux pieds. Le magnétisme a fait également ment disparaître ces douleurs.

(Voir le certificat de M. Pilez chez Madame Giard.

15

Un enfant saisit une lampe par le bec enflammé. Il se brûle , se débat , jette les hauts cris. Madame Nicolas ...... , cabaretière au grand Sainte-Olle , faubourg Cantimpré , me l'apporte à l'instant même. Après une minute, il est devenu parfaitement calme et ne pense plus à sa main endolorie.

J'ai réussi cinquante fois au moins , et avec la même promptitude en ces sortes d'accidens. Une observation que j'ai faite, c'est que jamais , dans les brûlures traitées ainsi , l'épiderme ne se sépare de la peau pour former des pustules.

16

Le sieur Désiré Duraulion , chauffeur à la Neuville , se plaignait d'une douleur violente

aux reins par suite d'un effort. M. T.......
me l'envoie, je le magnétise, la douleur
disparaît, et le sieur Duraulion va reprendre
immédiatement son travail.

(Ce fait est attesté par MM. T....... et F....
Voir leurs certificats chez Madame Giard.)

17

M. Honoré Vilain, ouvrier de M. Danhiez,
rue de l'Arbre-d'Or, à Cambrai, a l'aspect
sombre et languissant d'un phtisique. Plus
d'appétit, plus de sommeil, plus de fatigue
possible, depuis que transportant (il y a de
cela huit années) une lourde poutre, un
violent craquement retentit tout-à-coup dans
ses entrailles. Il crut que toutes ses fibres
musculaires se déchiraient. Sans doute M.
Vilain souffre beaucoup, car la souffrance
semble avoir creusé son visage.

Je tenais les mains, depuis dix minutes,
sur la partie malade, quand il s'écrie étonné
et avec un accent d'affectueuse reconnais-
sance :

— Vous m'avez déjà fait plus de bien,

avec votre main là , que les six médecins que j'ai consultés avec tous leurs remèdes.

Savez – vous ce qu'il fallut de temps au magnétisme pour enlever cette douleur rivée à l'épigastre depuis huit années? dix jours , pas davantage ; et M. Vilain, dont le visage avait revêtu une expression toute nouvelle , écrivit alors ces lignes :

« Maintenant je ne souffre plus , je dors toute ma nuit , j'ai un appétit excellent, et je ne suis plus triste du tout. »

MM. Daunier, Cambray, Leroy père, Leroy – Leroy et Evrard , chargés par la Société d'Emulation de vérifier mes cures magnétiques , s'étaient assurés déjà de l'exactitude de ces détails , lorsque la Société , décidant, par un revirement étrange, qu'on ne s'occuperait plus de magnétisme, le procès – verbal qui devait les constater m'échappa.

18

Mademoiselle C..... traversait une chambre lorsque frappée d'un étourdissement subit, elle s'arrête brusquement, et un grand trouble se manifeste sur ses traits. Echappée quatre ans auparavant au péril d'une fièvre typhoïde, Mademoiselle C..... était fréquemment sujette à ces congestions sanguines. Quelques passes exécutées devant elle dégagent promptement le cerveau.

Un tel résultat ne prouve rien, dira-t-on, car des étourdissemens ne sont presque jamais de longue durée. Je suis parfaitement de cet avis, mais ce qui prouve quelque chose, c'est que l'affection, dès ce jour, fut radicalement guérie.

(Le nom de la personne que ce fait concerne sera communiqué chez Madame Giard.)

19

La souffrance surprit Mademoiselle B....... au milieu de sa jeunesse. De violentes migraines lui contractent chaque jour le cerveau, des sensations brûlantes dévorent sa poitrine, une expression de préoccupation vague enveloppe son visage pâle et sans sourire. Un docteur, consulté à plusieurs reprises depuis huit mois, s'est retiré en accusant les nerfs, en lui assurant *que ce ne sera rien*, douces paroles dont l'harmonie endort quelquefois la souffrance. Mais Mademoiselle B...... a trop de fois accueilli vainement l'espérance pour l'accueillir encore. Affligée de ces incessantes promesses, elle vint me gratifier de sa maladie à guérir. J'eus le bonheur de l'en délivrer en une semaine et de voir, sous le souffle bienfaisant du magnétisme, la joie et la santé refleurir sur le visage de cette jeune fille.

Deleuze dit quelque part : « L'on attribue souvent à une altération du systême nerveux les maladies qui résultent d'une transpiration arrêtée. Il est facile de découvrir la véritable cause; une transpiration arrêtée jaillit toujours aux extrémités sous l'action magnétique. » Il en fut ainsi dans cette circonstance. Les passes, dirigées de la poitrine sur les bras, faisaient promptement ruisseler l'eau des mains. Et, ramenant Mademoiselle B...... à l'origine de sa maladie, et furetant avec elle toutes les causes probables, elle finit par me déclarer qu'elle avait travaillé aux champs durant une chaude journée, et qu'à son retour ses vêtemens humides s'étant séchés sur elle, elle avait été saisie, pendant plusieurs jours, de fréquens frissonnemens.

(Pour la vérification de ce fait, même observation qu'à celui qui précède.)

20

Madame Hary, née Lebrun, d'Escaudœuvres, entre chez moi. Je lui parle : elle me fait signe qu'elle n'entend point. Je crie : elle répète son même geste. J'approche mes lèvres à quelques lignes des lobes et je crie de nouveau : elle entend enfin. Sur ma demande, elle m'explique qu'à la suite d'un coup de sang dont elle fut frappée il y a plus de cinq années, de continuels bourdonnemens ont obsédé ses oreilles, et que le nerf acoustique s'est trouvé, peu de temps après, dans l'état de paralysie presque complète où il est aujourd'hui. Elle se plaint de maux de tête fréquens, indice certain que la maladie a sa cause dans le cerveau.

— Voici l'occasion d'un début remarquable, dis-je à M. Feret, admirateur récent de la science magnétique, dont il ressentait les effets salutaires, dont il avait, comme tant d'autres, épousé la fièvre.

M. Feret hésitait. Le succès lui paraissait impossible. J'insiste : il se met à l'œuvre.

Une demi-heure s'écoule.

— M'entendez-vous? demanda-t-il à Madame Hary, gardant son attitude, face à face.

— Oui, répond-elle.

— Qu'est-ce que j'ai dit ?

— Vous m'avez demandé : entendez-vous?

M. Feret se frappa les mains d'étonnement, d'admiration et de joie.

Il venait d'obtenir, en quelques momens, un succès qu'avaient vainement poursuivi, pendant cinq ans, trois médecins armés de sangsues, de douches, de dérivatifs et de stimulans, succès très rare, de l'aveu même de M. Itard, car il n'arrive guère, dit-il, que la surdité se dissipe spontanément quand elle a duré quelques mois.

Des circonstances qu'il est inutile de rapporter ici, mirent M. Feret dans l'impossibilité de continuer ses soins à la malade; je poursuivais la cure qu'il avait si bien commencée , lorsqu'un accident survenu à l'un des enfans de Madame Hary, l'enleva elle-même au traitement magnétique. Quoiqu'il en soit , elle avait recouvré une délicatesse d'ouïe assez satisfaisante, pouvant soutenir, à une distance de plusieurs pas, une conversation , sans qu'il fallut pour cela hausser la voix. MM. de Préserville et Hanoteau , capitaines du génie , Fenin , officier de cavalerie , de Fenerold et de Baralle, peuvent affirmer l'état actuel de cette femme qu'ils ont interrogée.

Sa surdité était connue de presque tous les habitans de son village. Chacun peut s'assurer qu'elle n'existe plus.

La magnétisation provoquait chez elle une sensation étrange. Elle disait alors que *quelque chose* coulait dans sa tête , et elle avait l'habitude d'incliner l'oreille droite vers la terre comme si ce *quelque chose* eût dû s'épancher.

21

« Monsieur, ma tête se fend ! on m'a mis

des sangsues, des emplâtres, et je souffre toujours. Si vous ne me sauvez, je suis perdue ! »

Ainsi parlait une pauvre femme qui, lasse de se laisser entraîner aux flots des ordonnances médicales, venait s'accrocher au magnétisme comme s'accrocherait à un brin d'herbe l'homme qui se noie. Elle s'imaginait que ma volonté suffirait pour la guérir, la pauvre femme ! Assurément sa vie n'était point en danger, mais la névralgie qui tour-à-tour dévorait le cerveau, troublait le sommeil et les fonctions digestives, avait depuis quinze jours envahi sa tête, et sa pensée semblait battre aux champs. Dès la première séance, je ramenai chez elle un peu de calme. A la seconde, je parvins *à enlever la migraine avec la main*, c'est l'expression de Madame ...., et le cerveau, l'estomac et le côté se dégageant en même temps, deux semaines suffirent pour détruire dans sa racine cette maladie si rudement cramponnée à ce corps, sous diverses formes, depuis plusieurs années.

(Voir, chez Madame Giard, l'attestation de Madame .....)

22

J'extrais du certificat que m'a délivré Madame Guilbert, de Sainte-Olle, les détails suivans :

« J'avais une névralgie qui me causait de grands maux de tête accompagnés d'une douleur au cou. Cette névralgie, quand elle me prenait, durait ordinairement trois mois environ. Malade en dernier lieu vers la fin du mois de juin, deux médecins de Cambrai m'ordonnèrent une saignée, des bains et l'application de six sangsues. Tout cela ne m'a rien fait. J'ai alors été trouver M. Wiart, qui voulut bien me traiter, mais de deux jours en deux jours seulement.

» Le traitement commencé le 3 août, et, tandis que M. Wiart avait les mains sur ma tête, je sentis s'en aller toutes les douleurs.

» Le 5, le mal de tête était revenu. M. Wiart le fit descendre dans le cou, puis dans le bras droit, où il se dispersa. »

Le 14, Madame Guilbert se trouva *presque*

guérie, et ne vint désormais chez moi qu'à de longs intervalles, car elle n'éprouvait plus que fort rarement de légères douleurs qui toutes s'évanouirent successivement.

(Voir, chez Madame Giard, le certificat de Madame Guilbert.)

23

Un soir que je travaillais tranquillement chez moi, M. Edouard Boitelle vint me trouver. — Mon frère aîné souffre considérablement, dit-il, d'une névralgie qui, depuis hier, le tient au lit, voudriez-vous essayer sur lui l'action du magnétisme ? — De grand cœur ! Et nous remontons ensemble dans le cabriolet qui a amené M. Edouard. Chemin faisant, il m'explique comment les moyens thérapeutiques ordinaires, autrefois employés contre la même affection, sont restés inefficaces. Nous arrivons. Je trouve en effet M. S. Boitelle dans son lit, le visage fortement enflammé. Je le couvre de mes mains.

Après une demi-heure : — Il est certain, dit-il, que vous me calmez.

J'exécute de grandes passes. — On dirait que vous m'arrachez la douleur avec la main (*).

Enfin, une heure environ s'étant écoulée, M. S. Boitelle déclare qu'il ne souffre plus, et, sautant à bas de son lit, il s'habille et descend pour souper comme à l'ordinaire.

Une particularité remarquable, c'est que M. Boitelle ne pouvait, sans une sensation douloureuse, tenir ses doigts sur ses gencives, tandis que l'application de mes doigts, à moi, ne lui faisait éprouver aucune douleur.

24

M. Hanoteau, capitaine du génie, me

(*) Cette phrase, répétée à l'infini par les personnes soumises à l'action magnétique, ne prouve-t-elle pas à elle seule la réalité de la sensation, et par conséquent la réalité de l'agent qui produit cette sensation ? Comment tant de personnes complètement étrangères les unes aux autres ; se rencontreraient-elles dans l'indication d'une sensation identique, si cette sensation n'était pas réelle ?

conduisit, il y a trois semaines, chez M. le Commandant de la place. Madame Legendre, atteinte depuis son enfance d'une douleur au côté gauche de la poitrine, douleur continue et contre laquelle avaient échoué les efforts de l'art médical, désirait essayer si le magnétisme ne serait pas plus heureux.

La magnétisation plongea Madame Legendre dans un assoupissement profond. Au réveil, la douleur, qui résultait je pense d'une inflammation de la plèvre, si vive qu'elle provoquait quelquefois une agitation fébrile, avait complètement disparu.

Elle ne s'est pas fait sentir depuis ce jour-là.

25

J'avais dit à M. Soyez, brasseur, que le magnétisme devait souvent se montrer efficace contre les varices. En conséquence, il fit transporter chez moi, sur une voiture, l'un de ses ouvriers qui, depuis trois mois, ne marchait plus qu'avec un embarras extrême. Sa jambe gauche était toute sillonnée de sang. Le pied, prodigieusement gonflé, offrait un volume à peu près double de l'autre. Les soins d'un médecin étaient restés sans résultat.

Des passes, exécutées *à distance* pendant un quart-d'heure, débarrassèrent le pied d'une partie considérable de son gonflement. Le malade, affirmant qu'il ne souffrait plus, refusa de remonter sur sa voiture, et retourna chez lui à pied.

Un traitement de huit jours ne lui a laissé de sa pénible affection que ces indices à l'épiderme que le temps seul peut effacer.

26

M. de Baralle, de Reims, frère de M. de Baralle, architecte à Cambrai, ressentait tous les soirs, à la jambe droite, des douleurs aiguës. Quatre séances suffirent pour enlever complètement ce rhumatisme invétéré depuis huit mois.

Cette cure a offert des incidens étonnans. Tandis que, ma jambe contre la sienne, je magnétisais M. de Baralle, je me sentis brusquement saisi, au genou, d'une vive douleur. Cette douleur se modifia et se déplaça si sympatiquement avec celle du malade, qu'il me fut possible de lui indiquer, d'une façon toujours minutieusement exacte, tout ce qu'il éprouvait. — La douleur est sur le devant du genou. — Elle tourne. — Elle devient aiguë. — Elle gagne le mollet, maintenant. — La voici à la cheville. — Ce n'est plus qu'une sorte de fourmillement. — Elle s'en va par l'orteil, etc., etc., toutes observations auxquelles M. de Baralle, étonné, ne cessait de répondre : — C'est vrai. » Curieux de voir jusqu'où se développerait cette remarquable *sympathie*, j'évitai de me débarrasser du mal qui m'avait gagné, et, le lendemain, me rappelant ce que j'éprouvais depuis la veille, j'indiquai à M. de Baralle, avant qu'il m'en eût dit un seul mot, le bulletin de sa santé, depuis qu'il m'avait quitté. — Vous avez ressenti *telle douleur, à tel endroit, à telle heure.* » Ces particularités se sont renouvelées pendant tout le traitement, avec la plus scrupuleuse exactitude.

———

Ces faits, que je pourrais accompagner d'une infinité d'autres, ne suffisent-ils point à démontrer l'efficacité des traitemens magnétiques ?

Il n'est point un seul de ces faits que le premier venu ne puisse vérifier.

Ou ils sont vrais, ou ils sont faux.

S'ils sont faux, que ne soufflette-on mon impudeur par un démenti formel ?

S'ils sont vrais, pourquoi ne s'incline-t-on avec respect devant la science qui les produit ?

Pourquoi se refuse-t-on à la pratiquer ?

Qu'importe le dédain dont on l'accable misérablement ! Que ceux qui souffrent et que

ceux-là qui aiment ceux qui souffrent ne
ferment point l'oreille à un conseil ami.

La nature a gratifié tout homme du pouvoir de soulager ses frères. N'étouffez point
en vous cette faculté sainte.

Assurément quiconque fait une étude
spéciale du magnétisme pourra réussir où
d'autres auront failli.

Mais le principe n'en existe pas moins en
chacun, et chacun, dans le cercle de sa
famille ou de ses relations, peut le répandre
comme une rosée salutaire.

En voulez-vous des preuves ?

1

Le fils de M. Valentin Quenez, de la Neuville, a les glandes jugulaires tellement en-
flées, que les chairs du menton en sont
rebondies. Leur développement s'est encore
accru par l'application d'un cataplasme émol-
lient. Un chirurgien a, dans un cas identique, opéré dernièrement l'incision ; on se
dispose à l'appeler, lorsque M. D...... essaie
sur l'enfant l'action magnétique. Ce fut fort
heureux. Dès la première séance, le menton
reprit sa forme naturelle. A la troisième,
les glandes ont disparu.

2

M. Vermèche, employé des contributions

indirectes à Cambrai, sentit se réveiller, au commencement du mois de juin, une douleur assez vive, résultant d'une foulure ancienne, incomplètement guérie. M. Vermèche ne marchait que très péniblement et en boitant. M. D......, au moyen de quelques passes, entraîna promptement la douleur par l'orteil.

3

Le sieur Jean Van Thillo, rue de Selle, se plaignait d'une courbature et d'un point violent au côté, point qui provoquait de fréquentes suffocations. M. D...... déplaça d'abord les douleurs et les affaiblit. La seconde magnétisation fut couronnée d'un succès complet.

4

M. Pierre Labalette, rue Fénelon, est frappé à la poitrine par le brancard d'une

voiture. L'inflammation envahissait les ré-
gions du cœur et l'oppression se déclarait,
lorsque M. Durieux-Ponsart, appliquant le
magnétisme, triomphe, en trois séances, de
toutes les conséquences fâcheuses d'un tel
accident.

5

Mademoiselle Ismérie Delille, d'Hermies,
sentait, depuis long-temps, se manifester
d'assez fortes tumeurs au cou, symptômes
d'un goître naissant. Endormie par M. D......
elle se prescrit un traitement à suivre, et le
gonflement disparaît peu à peu.

6

Mademoiselle Augustine Loquet ne peut
mouvoir son poignet enflé et vivement enflammé. Y a-t-il foulure? peut-être. Mais ce
qui est certain, c'est que la douleur écarte
depuis plusieurs nuits le sommeil. M. D......

guérit parfaitement Mademoiselle Loquet en un jour.

7

J'ai sous les yeux un certificat ainsi concu :
« Je soussignée, certifie que M. Ferez,
» portier-consigne à Cambrai, m'a guérie,
» par le magnétisme, d'une douleur que
» j'avais au bras droit depuis long-temps.

» ANTOINETTE R...... »

(Voir ce certificat chez Madame Giard.)

8

Madame L...... est atteinte depuis plusieurs jours d'un rhumatisme entre les épaules. La nuit, plus de sommeil ! Son mari essaie en riant de la magnétiser. Quelle surprise ! la douleur descend dans les bras et s'échappe par les mains.

9

Mademoiselle ......, vivement effrayée,

tombe dans une crise nerveuse très violente.
Cette crise durait *depuis quatre heures*, lorsque
Mademoiselle C...... lui pose la main sur
l'épigastre. Les nerfs se calment comme par
enchantement : au bout de dix minutes, la
malade est endormie d'un sommeil profond.

A son réveil, elle déclare qu'*elle a senti
tout le mal descendre vers les pieds aussitôt
que Mademoiselle C...... l'a touchée.*

10

Le petit garçon de M. Honoré Vilain, de
la Neuville, tombe malade. M. Vilain a déjà
perdu plusieurs enfans par le croup; à l'inflammation de la gorge, à l'affection catar-
rhale naissante, aux accès fiévreux, il croit
avec terreur en reconnaître les symptômes.
— Il se trompe. — C'est possible. Mais ce
qui apparaît clairement, c'est que l'enfant
souffre, pleure, et se plaint. Son père, que
le magnétisme a guéri (voir mes cures, n° 17),
songe d'abord à ce moyen de salut. Il exécute
quelques passes : l'enfant cesse de gémir et
s'endort. La veine jugulaire engorgée rentre

dans l'etat naturel. À son réveil, l'enfant se souvient à peine qu'il a souffert.

11

Quelque temps après, M. Vilain rencontre un ouvrier souffrant d'un coup de marteau qu'il a reçu sur le pouce. L'ongle est complètement noir. M. Vilain essaie de nouveau son pouvoir magnétique et enlève la douleur très promptement.

12

M. P.... vient de saisir par mégarde une barre de fer brûlante. La douleur est telle, qu'elle l'oblige à secouer fréquemment la main. M. Leroy-Leroy le magnétise pendant quelques minutes ; M. P.... déclare qu'*il ne sent plus rien*.

Combien je pourrais encore citer de malades guéris ou du moins soulagés par leurs parens, par leurs parens que j'avais instruits des procédés les plus convenables, selon les circonstances.

Il est donc bien évident que le fluide salutaire existe en chacun, et que chacun, dans le cercle de sa famille ou de ses relations, peut le répandre comme une rosée vivifiante.

Lorsque vous voudrez magnétiser, commencez par vous recueillir quelques instants.

Pour ceux au cœur de qui les sentimens religieux ne sont pas éteints, le recueillement le plus efficace, c'est la prière.

Si vous ne savez plus prier, contemplez le

malheureux malade, songez aux souffrances qu'il endure, tachez d'échauffer votre pensée sous un souffle de charité, et le désir ardent que vous aurez de guérir vous élevera presque jusqu'à la prière (*).

Une fois convenablement recueilli, approchez-vous du malade.

Ne songez point à provoquer le somnambulisme. C'est une erreur malheureusement trop répandue qu'*on ne guérit qu'en endormant*. Le somnambulisme ou magnétisation générale, à défaut d'expérience ou de probité

(*) Les magnétiseurs disent : — Veuillez et croyez ! — Et pour cela on leur reproche de tomber dans les rêveries métaphysiques. Ce principe résulte pourtant, très logiquement, de la nature de l'homme. Une *volonté* forte, ou, si l'on veut, l'*absorption de toutes les facultés vers un but unique*, n'est-elle pas, dans toutes les entreprises humaines, la première condition du succès ? Contestera-t-on davantage qu'un homme ne soit réellement *puissant* que dans une cause à laquelle il a *foi*. Ce principe — *veuillez et croyez* — ainsi dépouillé de son prestige mystique et ramené dans le domaine de la science, devient donc tout simple, tout rationnel. Seulement, comme la *croyance ne peut résulter que des faits*, il serait absurde de réclamer dabord autre chose que la *volonté*.

chez celui qui l'exerce, peut entraîner des inconvéniens graves et nombreux. La magnétisation locale n'en offre aucun.

Appliquez vos mains sur la douleur. Ayez l'intention de céder au malade une part du fluide salutaire qui est en vous.

Descendez les mains lentement, bien lentement.

Vos mains sont-elles descendues d'un ou de deux pieds au dessous du siége de la douleur, rompez le contact et ramenez-les, par un mouvement d'ascension, au point de départ.

Multipliez ces *frictions* de haut en bas (*).

Si l'application des mains irrite la partie souffrante, agissez de même, mais sans toucher. Faites des *frictions à distance*, s'il est permis de parler ainsi.

Eloignez vos mains du malade, dans leur

(*) On dira que ce n'est point du magnétisme, mais *une simple friction;* que vous importe, pourvu que le malade soit soulagé? Il vous suffira d'ailleurs de réussir une fois par le traitement *à distance*, pour que la *véritable cause* de la guérison vous soit révélée.

mouvement ascendant. Rapprochez-les, dans leur mouvement descendant, le seul salutaire.

Si les termes scientifiques ne vous sont point étrangers, je dirai : — Que vos mains décrivent un *cercle* dont la partie qui souffre sera la *tangente*.

Le malade vous a-t-il dit : — *Je sens un fourmillement, des picotemens, la douleur se déplace, elle suit votre main*, — c'est une manifestation de l'action magnétique (*).

Si la douleur s'est déplacée, étendez vos *frictions* ou *passes* de plus en plus.

Dans ses déplacemens successifs, elle perdra peu à peu de son intensité, se dispersera, et cessera de se faire sentir.

Ou bien elle persistera à ces déplacemens, et alors prolongeant vos *frictions* ou *passes* jusqu'aux mains, ou jusqu'aux pieds (selon

---

(*) Ne prévenez jamais de ces effets. Attendez que le malade vous les indique lui-même. Ces indications constamment identiques détermineront promptement votre *croyance*, et avec votre *croyance* votre *puissance*.

le siége de la douleur), vous l'enleverez par le bout des doigts (*).

Telle est la magnétisation locale, dans son principe. Mais les *procédés de détail* varient beaucoup.

Voici, selon les diverses circonstances, ceux que j'ai trouvés les plus efficaces.

(*) L'idée d'une douleur, enlevée ainsi, fait tout d'abord naître un sourire. Elle perd de son étrangeté pour quiconque se met à creuser les mystères de l'organisation. « La douleur produit sur le fluide nerveux une décomposition chimique.... les rameaux nerveux ne sont ouverts qu'à leurs extrémités. » (*Cuvier, Anat. comparée.*) Si ces propositions sont vraies, il est clair que le fluide, péniblement affecté, devra s'échapper surtout par les mains et par les pieds, c'est-à-dire par-là où les extré— mités des rameaux nerveux, multipliées à l'infini, lui ouvriront plus facilement passage.

FOULURES.

Grandes passes sans toucher. — Si ce moyen est insuffisant et que le contact ne soit pas trop douloureux, agissez par légères pressions. — Insufflations froides et courantes, de haut en bas. — Plus la foulure est ancienne, plus il devient difficile de la guérir.

CONTUSIONS.

Tenir long-temps les mains sur la partie meurtrie. — Descendre avec une volonté énergique d'entraîner la douleur. — Insufflations froides depuis le siége du mal jusqu'à l'extrémité la plus voisine.

8

BOURDONNEMENS, DOULEURS D'OREILLE.

Si ces douleurs résultent d'une congestion sanguine, grandes passes de la tête aux pieds. — Dans les autres cas, cinq ou six passes sur les oreilles. — Y tenir les doigts réunis en pointe afin de charger fortement de fluide le nerf auditif. — Retirer ensuite le fluide (comme si on l'arrachait avec les doigts), et recharger de nouveau. — Terminer par des passes complètes (de la tête aux pieds.)

MAUX DE TÊTE, MIGRAINES.

Insufflations chaudes. — Passes fortement imprégnées de fluide, avec volonté d'augmenter la douleur. — Puis tout-à-coup des insufflations froides avec une volonté contraire. — Légères pressions. — Grandes passes en terminant, afin de dégager le cerveau.

Si le siége de la migraine est à l'estomac : — Passes légères depuis l'estomac jusqu'aux pieds.

S'il s'agit d'une migraine qui dure depuis long-temps, il serait nécessaire, pour la guérir entièrement, de magnétiser quinze ou vingt jours après la guérison. L'oubli de cette précaution pourrait occasionner quelque indisposition d'une autre nature.

MAUX D'YEUX.

Passes à grands courants de la tête aux pieds, en s'arrêtant légèrement sur les yeux pour dégager le calorique. — Laver les yeux plusieurs fois le jour avec de l'eau magnétisée (*).

ALIÉNATION MENTALE, IDÉE FIXE.

Fortes pressions sur la tête. — Insufflations

(*) Pour magnétiser l'eau, emplissez une carafe, et promenez pendant cinq minutes les mains de haut en bas, soit en touchant, soit à distance. Ayez soin d'écarter les mains de la carafe, lorsque vous les relevez. — Cette eau est facilement distinguée de l'eau naturelle par la plupart des somnambules.

froides et courantes. — Demi-cercle avec les pouces sur le front. — Passes à grand courant.

Ces moyens doivent être pratiqués pour toute espèce de trouble du cerveau, et ces affections sont nombreuses à l'infini. Ainsi, lorsqu'on a travaillé trop long-temps, on se sent frappé d'une sorte de vertige ; la tête semble vide ou menace d'éclater. — Ainsi, lorsque règne une épidémie, vous êtes poursuivi de l'idée qu'elle va vous atteindre, etc., etc. — Tous les *troubles* de cette nature résisteront bien rarement à la magnétisation que j'ai indiquée.

SPASMES, PALPITATIONS.

Tenir les mains sur le cœur. — Insufflations chaudes. — Passes à grand courant.

CRAMPES.

Passes avec pression et traction de la peau, en descendant jusqu'à l'extrémité la plus

voisine. — Grandes passes légèrement imprégnées de fluide. — Insufflations froides en
terminant.

COURBATURES.

Poser les mains un peu au-dessus de la
douleur. — Les descendre lentement le long
de l'échine, puis jusqu'aux genoux. — Attirer
la douleur par les mains au moyen de passes
sur les bras.

Il est bon, dans cette dernière manipula-
tion, de s'arrêter quelques minutes au coude.

RHUMATISMES.

Tenir long-temps les mains sur le siége
ordinaire de la douleur. — Pressions en
descendant. — De temps en temps des insufflations chaudes et de grandes passes.

GLANDES, ENGORGEMENS.

Y tenir les doigts en pointe. — Exécuter à

distance un mouvement circulaire, et descendre lentement. — Insufflations chaudes à travers un linge plié de plusieurs doubles. — Insufflations froides et courantes. — Continuer le traitement quelques jours après la guérison.

SUPPRESSION DE TRANSPIRATION.

Passes fortement imprégnées de fluide. — Insufflations chaudes sur la douleur. — Pressions. — Entraîner la douleur par l'extrémité la plus voisine. — S'arrêter aux articulations.

Souvent il résulte d'une transpiration arrêtée une sorte de *serrement* à la poitrine. — Poser alors les mains sur la poitrine, et entraîner par des passes la douleur vers les jambes. — Revenir à la poitrine, remonter vers les épaules, entraîner la douleur dans les bras, et l'enlever par les mains qui deviendront moites.

FIÈVRES.

Magnétiser à l'instant de l'accès.— Grandes

passes de la tête aux pieds. — Imposition des mains sur le front, quelquefois elle suffit pour arrêter l'accès. — Promener doucement les mains sur les bras. — Quand la fièvre diminue et que le calme commence à se rétablir, grandes passes de la tête aux pieds. — Boire de l'eau magnétisée.

Continuer le traitement quatre ou cinq jours après la guérison.

FLUXIONS, INFLAMMATIONS.

Passes à grand courant pour rétablir la circulation. — Tenir les doigts réunis en pointe sur la partie malade. — Imprimer aux doigts un mouvement circulaire. — Descendre les mains très lentement.

ENGELURES.

Passes à distance, ou en touchant légèrement. — Insufflations chaudes. — Laver souvent avec de l'eau magnétisée.

PARALYSIES.

Poser les mains sur la nuque. — Descendre le long de la colonne vertébrale. — Revenir à la nuque, descendre vers les épaules, puis vers les bras, jusqu'aux mains. — Charger fortement de fluide le membre paralysé. — Passes depuis la moelle épinière, jusqu'à l'extrémité de ce membre. — Fortifier les muscles moteurs en y tenant long-temps les mains. — Légères pressions. — Terminer toujours par de grandes passes.

La chaleur renaissante, et le ton plus vif des chairs sont les premiers symptômes de la guérison.

Je crois avoir suffisamment prouvé l'efficacité des traitemens magnétiques.

Je crois avoir également prouvé que chacun
est doué du fluide salutaire.

Ce fluide salutaire, j'ai indiqué les moyens
de le diriger convenablement.

Il n'est donc personne qui ne puisse soulager ou guérir quelques-unes des douleurs qui
l'entourent.

La souffrance est le triste apanage de l'hu-
manité. Elle se glisse sous les riches lambris
comme dans la cabane du pauvre.

Elle n'atteint pas seulement le vieillard ;
elle glace souvent le sourire sur les lèvres
même de l'enfance.

Là, c'est une jeune fille qui contemple avec attendrissement son vieux père infirme. — Là, l'époux voudrait racheter de sa propre vie les tortures de l'épouse. — Là, une mère pâle, à genoux, veille au chevet de son enfant qui pleure.

Puissent ces quelques pages tomber au milieu de toutes ces angoisses comme une espérance.

Ne dussent-elles alléger qu'une douleur, ne ramener le calme que dans une ame, ne sécher qu'une seule larme, elles n'auront point été inutiles, et je serai largement récompensé de les avoir écrites.

POST-SCRIPTUM.

En dépit des docteurs E. M..... et *** , le hasard m'a fourni l'occasion de démontrer la supériorité du traitement magnétique sur le traitement médical (*).

« Le sieur Pierre – Henri Mériaux (c'est M. le rédacteur de la *Gazette de Cambrai* qui

---

(*) Ces messieurs ont prétendu qu'ils guérissaient par le massage aussi promptement que je le fais par mon traitement magnétique, mais comme ils se sont constamment refusés à des expériences comparatives, il faut en conclure que ces messieurs espéraient être crus sur parole.

s'exprime ainsi) s'est présenté hier dans nos bureaux. Or, voici ce qu'il nous a raconté :
« Dans la journée de samedi, je me suis donné une entorse qui me faisait beaucoup souffrir. Je me suis transporté chez le docteur ......, qui déclara que j'avais une légère entorse. Alors il a, pendant long-temps, massé mon entorse (Mériaux ne s'est pas servi du terme *masser*, mais il a simulé sur notre jambe l'opération qu'on avait faite sur la sienne.) Après le traitement, je souffrais si fort, que j'ai été obligé de me coucher une demi-heure. Je me suis décidé à aller trouver M. Wiart, et je me suis traîné chez lui à l'aide de mon bâton. Après qu'il m'eût traité pendant quelques minutes, la douleur a disparu et je ne souffre plus du tout. Sur la demande que nous lui avons faite si M. Wiart n'avait pas comprimé fortement la partie douloureuse, il nous a répondu que non, qu'il lui avait légèrement appliqué la main sur le mal, mais qu'il ne savait pas s'il n'avait pas prononcé quelques paroles. »

N'est-il pas clair, d'après ceci, que le traitement médical et le traitement magnétique ne sont point les mêmes ? et que penser

de l'efficacité du massage médical, si haute-
ment pronée par les docteurs *** et E. M....?

Ces messieurs n'ont rien prouvé, eux.
Ai-je prouvé davantage ? je le crois.

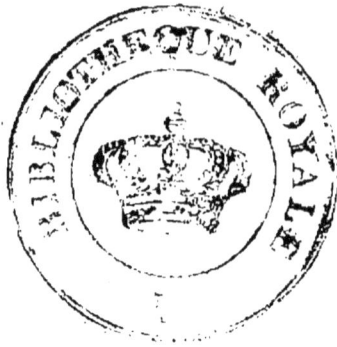

TABLE.

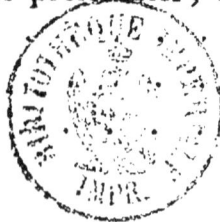

www.ingramcontent.com/pod-product-compliance
Lightning Source LLC
Chambersburg PA
CBHW071304200326
41521CB00009B/1904